150 Remèdes par les Plantes

Absinthe

Les propriétés de l'absinthe sont d'être apéritive, digestive, fébrifuge et vermifuge.

Préparation : Mettre dans une bouteille d'un litre, 50 grammes d'absinthe, puis remplir la bouteille de bon vin blanc ; laisser infuser pendant quatre jours, on a un litre de bon vin d'absinthe.

Un petit verre avant le repas comme apéritif, un petit verre après le repas comme digestif. Le matin à jeun c'est aussi un bon vermifuge. On peut le boire pur, cependant il est préférable de le boire dans un verre d'eau légèrement sucrée.

Ce vin s'altérant rapidement, il ne faut pas en fabriquer plus d'un litre à la fois.

Aconit

Cette plante des montagnes, cultivée aussi dans les jardins à cause de sa beauté, est un poison des plus violents ; seuls, les hommes du métier peuvent l'employer dans les bronchites et les enrouements. Il faut veiller à ce que les enfants n'y touchent pas, car elle serait cause d'empoisonnements presque toujours mortels, d'autant plus qu'on ne connaît, jusqu'à présent, aucun antidote, aucun specifique sûr à employer contre l'empoisonnement par l'aconit.

Il n'y a donc qu'à avoir recours aux vomitifs.

Aigremoine

Cette plante qui croît dans les forêts, sur le bord des chemins, dans quelques prairies, mais surtout dans les endroits incultes, est très bonne, prise en infusions, contre les incontinences d'urine, et la dysenterie. Elle sert aussi à laver les plaies et faire repousser les chairs ; en gargarisme, en y ajoutant un peu de miel, elle guérit les ulcères de la bouche et du gosier.

Dans les départements du Nord, les paysans l'emploient comme du thé. C'est une boisson agréable qui doit être surtout recommandée à ceux qui souffrent de l'asthme.

150 REMÈDES

PAR LES PLANTES

ADMINISTRATION :
73, Boulevard Saint-Michel, 73
PARIS

AU LECTEUR

La nature est un merveilleux laboratoire que la science humaine n'a jamais égalé et n'égalera jamais. Les végétaux à eux seuls contiennent dans leurs principes actifs tous les poisons et tous les remèdes. Avec les seules plantes que produit notre pays, on peut guérir toutes les maladies, sans grands frais et même sans grande science.

Ce volume, sous son format restreint, contient la manière de se servir de cent deux des plantes les plus usuelles, de celles que tout le monde peut se procurer aisément, soit à la campagne, soit chez l'herboriste.

C'est en réalité plus de 150 recettes d'une application très facile que nous offrons au public.

Les cent cinquante remèdes par les plantes, sont un livre qui a sa place marquée d'ores et déjà dans la bibliothèque de la famille aussi bien à la ville qu'à la campagne.

150 REMÈDES par les PLANTES

25 centimes

Ail

Cette plante, fort connue, et cultivée sous tous les climats, a des propriétés vermifuges, stimulantes et excitantes.

Elle ne convient pas aux personnes atteintes de maladies de peau, et les nourrices doivent la bannir de leur alimentation, mais en revanche que de services elles rend aux gens normaux qui ont seulement besoin d'être stimulés dans leur organisme.

Airelle

Cette plante, qu'en certaines contrées, on nomme poétiquement : « raisin de bruyère », croit dans les terrains secs et arides, dans les bois, dans les bruyères.

Les fruits, arrivés à complète maturité, sont succulents, d'une saveur douce et agréable. Rien n'est meilleur pour guérir les dysenteries, et les diarrhées chroniques ; il suffit pour cela de les manger frais et en grande quantité.

Aldes

Ce liliacé, originaire d'Afrique, qui, pris à petite

dose, et pour l'entretien de la santé, peut rendre de grands services quand on est en état normal, est très souvent employé à tort comme purgatif, car il prédispose aux hémorroïdes et aux écoulements menstruels. Il est aussi contraire dans les irritations et les maladies de la vessie.

Angélique

Cette gracieuse plante croit sur les montagnes et les lieux élevés.

On la cultive aussi dans les jardins. Elle est infiniment précieuse : mangée crue ou cuite, elle facilite la digestion des aliments gras et huileux ; elle augmente la chaleur vitale, elle est propre à résister au froid à et l'humidité.

On l'emploie en infusion — racines ou tiges — dans les maladies suivantes : fièvres intermittentes, chlorose, faiblesse du tube digestif, vomissements spasmodiques, maux de tête nerveux, bronchites, etc.

Pour faire disparaître les langueurs d'estomac après les repas, prendre une bonne tasse d'angélique. Tout est bon dans cette plante, mais les racines sont encore meilleures que tout le reste.

Anis vert

C'est dans les champs et les jardins de Touraine que croît surtout l'anis vert.

Les semences d'anis, bouilllies dans de l'eau, ou prises en liqueur, fortifient l'estomac, elles guérissent les coliques venteuses, augmentent et améliorent le lait des nourrices.

Généralement on en prend trois verres à jeun.

Pour guérir les tranchées des enfants, et faciliter les selles, on fait infuser un gramme de semence dans un verre de lait qu'on leur fait prendre à jeun.

Quand il s'agit d'un enfant élevé au sein, c'est la nourrice qui doit prendre l'infusion d'anis.

Anis étoilé

Cet arbrisseau nous vient de Chine, ses semences ont les mêmes propriétés que l'anis vert, mais on l'emploie surtout pour faire cette exquise liqueur, qui, employée après les repas, facilite l'expulsion des gaz, et active la digestion.

Voici la recette de cette précieuse liqueur :

Semences d'anis concassée .... 40 gr.
Canelle .... 1 gr.

Sucre .... 500 gr.
Eau-de-vie .... 1 litre

Dans les pays chauds, comme dans les pays froids, cette liqueur est employée avec le plus grand succès.

Argentine potentille

Les feuilles et les fleurs de cette plante, que les paysans de certaines régions nomment : « Herbe aux oies », sont fort employées en infusion contre la diarrhée.

Mais la racine d'Argentine est surtout connue pour être un bon remède pour les dents ; elle raffermit les gencives, et cela sans préparation : Il suffit d'en mâcher un morceau de temps en temps.

Armoise

« Herbe de la Saint Jean », la nomme-t-on dans de certains pays, où elle est très commune aux bords des fossés, des ruisseaux, et dans les endroits incultes. Prise en infusion, elle guérit les tournements de tête, les défaillances, et fait revenir les règles quand elles ont été supprimées par une cause débilitante quelconque.

Quand les règles ont été arrêtées par suite d'une émotion ou d'un refroidissement, il est avantageux pour les rappeler de diriger sur les parties la vapeur d'un grand vase rempli d'une très forte infusion d'armoise, très chaude. On met une grosse poignée de cette plante dans deux ou trois litres d'eau bouillante et l'on reste au-dessus le plus longtemps possible.

Arnica.

Cette plante, très commune sur les montagnes, s'emploie pour divers usages.

Pour l'usage interne, il ne faut s'en servir qu'avec les plus grandes précautions (15 grammes de feuilles ou fleurs, dans un litre d'eau). Quand un blessé est dans un état de torpeur qui se prolonge, on peut lui en donner par petites gorgées, mais cela seulement jusqu'à ce que la figure se colore et que le pouls devienne fort.

En trop fortes doses, il serait extrêmement dangereux.

Pour l'usage externe, l'arnica est résolutif. Des compresses faites avec une forte décoction d'arnica sont appliquées avec succès, sur les épanchements de sang, les coupures, les écorchures, même celles faites avec des objets imprégnés de substances irritantes ou malpropres.

Il est des contrées, notamment la Savoie, les Vosges et les Alpes, où l'on fume l'arnica en guise de tabac.

Asperge.

L'asperge qui est tout d'abord un aliment sain, léger et de digestion facile, se cultive à présent partout.

L'asperge facilite les urines ; on la recommande dans les maladies de cœur, l'engorgement de la rate, les douleurs des reins, la jaunisse, l'hydropisie.

Pour toutes ces maladies, boire trois verres à jeun d'une décoction d'asperges (30 grammes pour 1 litre) tous les jours. Au bout de peu de temps, la guérison est certaine.

Bardane.

Pour les rhumes et les affections chroniques, ses larges feuilles appliquées sur la poitrine remplacent le vieil emplâtre de poix de Bourgogne.

Un emplâtre bien chaud de ces mêmes feuilles, cuites dans du lait, enlève les douleurs ordinaires ; quand on l'applique sur une plaie elle la guérit en peu de temps.

Il est bon parfois d'oindre ces emplâtres avec un peu de beurre frais non salé.

Les racines de bardane sont diurétiques, dépuratives, sudorifiques.

On ne saurait trop conseiller aux personnes atteintes de maladies de peau de se laver avec des décoctions de racines de bardane.

Que les mères sachent aussi que lorsqu'un enfant est atteint de la rougeole, en faisant bouillir 25 grammes de racine de bardane, pendant cinq minutes dans un demi-litre d'eau, et en donnant cette tisane par cuillerées à café, une toutes les cinq minutes en deux heures, l'éruption est complète, et tenant le petit malade à l'abri des courants d'air, en trois jours il peut être guéri.

La même tisane de bardane guérit aussi la pierre et la gravelle. On raconte qu'un malade retenu au lit par des douleurs de goutte et qui ne pouvait remuer aucun de ses membres, et auprès duquel avaient échoué tous les remèdes prescrits par les médecins, fit usage de la décoction de bardane dans de la bière, ce qui lui fit rendre une grande quantité d'urine semblable à du lait, et qu'il fut ainsi guéri de ses douleurs en huit jours.

120 grammes de racine suffisent pour deux litres d'eau ou de bière en décoction pendant 5 minutes. Boire le tout, à jeun, dans la journée.

Belladone.

Il ne faut jamais se servir de cette plante que sur l'ordonnance et sous la surveillance d'un médecin expérimenté. C'est d'elle qu'on retire l'atropine, poison très violent, qui ne s'emploie en pharmacie qu'à dose infinitésimale.

Bouillon-blanc

Les feuilles du bouillon-blanc, cuites dans du lait, calment les hémorroïdes, les clous, les dartres et les ulcères. Il faut en prendre trois verres à jeun.

Dans de certains pays, on emploie ces feuilles, ainsi cuites, dans du lait, en les appliquant sur les hémorroïdes, dartres, etc... pour obtenir un soulagement immédiat ; il est pourtant certain que pour guérir radicalement, le malade doit en même temps en boire et prendre un dépuratif.

Pour les catarrhes, les bronchites, les crachements de sang, la décoction de feuilles de bouillon-blanc est un excellent expectorant.

Bourrache.

La bourrache est très adoucissante, elle fait suer,

pousse aux urines, et généralement on l'emploie dans les rhumes, les fluxions de poitrine, les fièvres éruptives, les maladies dartreuses (rougeole, scarlatine, etc.)

Bourse à pasteur.

Quand les règles sont trop ou pas assez abondantes chez la femme et qu'elles produisent de vives douleurs, mettre 50 grammes de bourse à pasteur et 50 grammes d'armoise dans un litre d'eau, laisser bouillir cinq minutes, passer et boire deux verres dans l'espace d'environ deux heures.

Prendre pendant quatre jours deux verres de cette tisane.

Bryone.

La bryone est une plante dont nous conseillons de ne se servir que pour l'usage externe; pour l'usage interne il est préférable de la remplacer par des plantes ne présentant pas les mêmes dangers.

Râpée et appliquée en cataplasmes sur les douleurs de goutte les plus violentes, elle les fait disparaître en peu de temps ; dans les douleurs articulaires, elle est toujours employée avec succès.

Camomille romaine et cultivée.

Cette plante, qui est originaire du Levant, est aujourd'hui cultivée dans toute la France ; elle est précieuse entre toutes.

Les fleurs s'emploient surtout pour les langueurs d'estomac, les digestions difficiles accompagnées de pesanteur et de gonflement du ventre ; quand les intestins sont pour ainsi dire paralysés, dans les cas de faiblesse, les pâles couleurs, on doit boire après chaque repas une bonne tasse de camomille, infusion de quatre à cinq fleurs par verre d'eau, prise en guise de thé.

On la dit supérieure au sulfate de quinine pour couper les accès de fièvre. On réduit alors les fleurs en poudre très fine et on en donne 3 à 4 grammes soit dans du miel, soit dans de l'eau, en trois ou quatre fois pendant l'intervalle des accès.

Les frictions à l'huile de camomille calment les douleurs rhumatismales, la goutte et les coliques.

Voici comment on la prépare :

Fleurs sèches : 20 grammes, huile d'olive, 100 grammes. Faire chauffer pendant deux heures au bain-marie, passer et filtrer.

Ajouter si l'on veut 10 grammes de camphre.

Carotte.

Légume léger et d'une digestion facile ; on croyait autrefois que la carotte guérissait le cancer et la jaunisse, mais ’était une erreur.

Par contre, employée en cataplasmes, elle calme les dartres, les panaris, les brûlures, les furoncles, etc

En infusion avec du lait et du miel, elle guérit aussi la toux, le rhume, soulage l'asthme, et les maladies des voies respiratoires. Il faut en prendre un verre matin et soir ; en se levant et en se couchant.

Centaurée.

Stomachique, fébrifuge, vemifuge et tonique, voilà les qualités de la centaurée. Les jeunes filles aux couleurs pâles et les convalescents feront bien de prendre avant chaque repas un verre à Bordeaux de vin de petite centaurée.

On met 20 grammes de petite centaurée dans un litre de vin, et l'on prépare comme le vin d'absinthe.

Cerfeuil.

Le cerfeuil est excitant et pousse aux urines ; on

l'emploie en décoction contre l'inflammation des yeux, il faut les laver trois fois par jour. Les feuilles cuites, et appliquées en cataplasme calment les hémorroïdes.

Chêne.

L'écorce de chêne est un très puissant astringent. Dans les règles trop prolongées ou trop abondantes, dans les crachements de sang ou les selles mêlées de sang, il est bon de prendre 3 grammes de poudre d'écorce de chêne, mélangée à du miel ou à du sirop. La prendre à jeun une fois par jour.

On a souvent le tort de s'en servir comme gargarisme; là, son emploi peut avoir des inconvénients.

Chicorée sauvage.

C'est un très bon purgatif qui est en même temps tonique et fébrifuge. Son usage est recommandé aux constipés.

Chiendent.

Dans toutes les maladies inflammatoires, le chiendent est infiniment précieux. Nous pouvons même ajouter que dans toutes les maladies en général, on peut le donner sans crainte en tisane.

Tisane commune.

On donne ce nom à un mélange d'orge et de chiendent que l'on fait bouillir dans l'eau et auquel on ajoute un peu de réglisse pour lui donner un goût agréable. C'est la tisane que l'on fait habituellement prendre aux malades pour leur ôter la grande ardeur d'une fièvre, mais il ne faudrait pourtant pas en abuser.

Consoude

La racine fraîche de la grande consoude, quand elle est râpée et appliquée sur une brûlure, arrive à la calmer instantanément. On l'emploie aussi de la même manière pour guérir les crevasses des seins, et cela réussit toujours.

Coquelicot.

Le coquelicot, qui est de la même famille que le

pavot, le remplace avantageusement en ce sens qu'il n'en a pas les inconvénients.

Rien ne vaut une infusion de quatre à cinq grammes de coquelicot par litre d'eau, pour guérir les rhumes, les catarrhes du poumon et les fièvres éruptives.

Cette infusion facilite aussi la transpiration et guérit la diarrhée, quand elle est prise en lavement avec un peu d'huile d'olive.

Cresson.

Cette plante, de la famille des crucifères, est peut-être le meilleur des dépuratifs. Qu'on la prenne en salade, naturelle ou cuite, elle est toujours bonne pour la santé.

Cuite dans du lait, elle guérit non seulement les rhumes anciens et les catarrhes chroniques, mais aussi la phtisie prise à son début.

Pour guérir le scorbut et le muguet il faut la manger fraîche et verte.

Digitale.

C'est une plante dont il ne faut se servir que d'après les conseils d'un docteur expérimenté. On l'emploie contre les palpitations et les battements de cœur, mais comme c'est un poison très violent, toute autre personne qu'un homme de l'art devra s'abstenir de toucher à la digitale.

Fenouil.

Longtemps on ne connut que le fenouil sauvage, à présent or le cultive.

Les racines sont très apéritives ; 25 grammes dans un litre d'eau en infusion suffisent; il faut en prendre un verre avant chaque repas.

On sait aussi que les semences de fenouil augmentent le lait des nourrices et le rendent meilleur ; pour elles aussi, c'est un verre ordinaire à prendre avant chaque repas.

Fougère.

Un des meilleurs remèdes contre le ver solitaire, est de prendre des racines de fougère mâle réduites en poudre et mises en décoction de 15 à 125 grammes par litre d'eau.

Fraises.

Les fraises sont un peu indigestés, mais elles sont si

utiles aux catarrheux, aux goutteux et aux personnes atteintes de gravelle et de rhumatisme, qu'on ne saurait les proscrire de notre alimentation ; nous dirons donc que pour les rendre plus digestives il suffit de les saupoudrer de sucre, et même de les arroser d'un peu de vin.

N'oublions pas que les racines de fraisier sont dépuratives et apéritives.

Frêne.

Ce bel arbre qu'on rencontre un peu dans tous les pays possède diverses propriétés : son écorce est astringente, et ses feuilles sont légèrement purgatives.

Mais c'est aux personnes atteintes de la goutte ou de rhumatismes qu'il rend de réels services ; qu'elles boivent après chaque repas une tasse de tisane de feuilles de frêne (30 grammes par litre d'eau) mélangée, avec 3 ou 4 feuilles de menthe en infusion et elles s'en trouveront très bien.

Fumeterre.

L'infusion de fumeterre (50 grammes par litre d'eau) est très dépurative, elle finit même par guérir les dartres et les croûtes de lait chez les enfants, et aussi la jaunisse et l'engorgement du foie.

Certains centenaires ont prétendu n'avoir pris comme seul remède qu'une infusion de fumeterre après le repas du soir. On peut ajouter un peu de su... à cette tisane à cause de son amertume.

Genevrier.

En faisant fermenter les baies du genevrier dans l'eau on en fait une boisson des plus agréables. Par la distillation on obtient une liqueur alcoolisée dont il ne faudrait pas abuser.

Pour guérir le système nerveux, la lassitude de l'estomac, les baies de genevrier sont excellentes ; une poignée par litre d'eau en infusion, trois fois par jour, à jeun.

La décoction du bois de genevrier sert à laver les vieux ulcères et à en obtenir la cicatrisation. 50 grammes par litre d'eau.

Gentiane jaune.

Rien de plus précieux que la racine de gentiane : elle est à la fois tonique, fébrifuge et vermifuge. On en fait une liqueur dont on boit un verre avant chaque repas et que l'on prépare ainsi :

Racines de gentiane	30 gr.
Eau-de-vie........................	60 —

Laisser macer 24 heures et ajouter 1 litre de vin blanc.

Groseiller noir ou cassis.

Mélangées à la même quantité de réglisse, les feuilles de cassis (30 grammes par litre d'eau en décoction) donnent une boisson hygiénique et agréable. Elle aussi très diurétique et c'est pourquoi on la conseille dans l'hydropisie, la gravelle, les rétentions d'urine, etc. Elle est aussi très bonne pour les inflammations de l'estomac et les maux d'intestins.

Guimauve

Tout est bon dans la guimauve : les feuilles, les fleurs, les racines. Elles doivent être mises en décoction (30 grammes par litre d'eau).

On s'en sert en lavements pour débarrasser les inestins.

Les enfants peuvent sucer la racine de guimauve pour faciliter la sortie des dents.

Hêtre.

L'écorce du hêtre est un des meilleurs remèdes contre les fièvres intermittentes, et les fièvres des marais (30 grammes d'écorce sèche en décoction par litre d'eau).Ses fruits qu'on appelle faînes, produisent une huile comestible très fine.

Hièble sureau.

Les fleurs du sureau sont sudorifiques, l'écorce de ses racines et la deuxième écorce sont de bons purgatifs. La dose est de 50 grammes par litre d'eau.

Houblon.

La décoction du houblon (40 grammes de cônes pour un litre d'eau) régénère le sang apauvri tout en le dépurant.

Comme la principale vertu du houblon réside dans la poussière jaune appelée « lupulin », il ne faut pas secouer cette poussière avant de s'en servir.

Hysope officinale.

Cette plante est très utile dans les affections pulmonaires, les catarrhes et l'asthme humide. Une infusion de 20 grammes par litre d'eau facilite l'expulsion des crachats et les modifie.

Laitue.

C'est l'aliment à conseiller aux personnes constipées; qu'elle soit prise en salade ou cuites. Sa décoction (60 grammes par litre d'eau) est rafraîchissante, émolliente et narcotique. Si l'on veut passer une nuit calme et tranquille, boire avant de se coucher une tasse de tisane faite avec une forte pincée de laitue dans deux verres d'eau.

Lavande aspic.

La lavande est un précieux aromate. Sans parler de l'huile d'aspic très employée en parfumerie et en médecine, on peut dire que son usage est indiqué dans bien des maladies. En infusion (10 grammes par litre d'eau) elle guérit les maux de tête, la migraine et les indigestions. Elle est aussi très salutaire

dans la suppression des règles due à l'affaiblissement.
L'huile de lavande détruit les germes de vermine.

Lichen d'Islande.

On l'emploie beaucoup dans les maladies des bronches, en décoction, 30 grmames par litre.

Parfois on la prépare au lait et on la sucre au miel ; prise ainsi en se couchant, elle guérit les diarrhées chroniques et celles des petits enfants qu'on sèvre.

Lierre grimpant.

Il s'emploie pour l'usage externe. On prend ses feuilles, on les lave et on les applique sur les plaies, les érysipèles, les brûlures, elles maintiennent une fraîcheur agréable et aident à la guérison des éruptions douloureuses.

Lierre terrestre.

On peut le prendre en infusion, 10 grammes par litre d'eau, pour guérir les vieux rhumes et les catarrhes chroniques.

Il modifie les crachats et ranima les forces des phtisiques.

Lin.

Cette jolie plante à fleurs bleues est extrêmement utile dans les soins du corps. 12 à 15 grammes de graines de lin bouillies dans un litre d'eau guérissent les inflammations de l'estomac et des intestins.

Avec la farine de lin on fait les meilleurs cataplasmes émollients pour appliquer sur les parties enflammées, mais il faut qu'elle soit bien fraîche.

Lis blanc.

Pour guérir les écorchures et les contusions il faut y appliquer des fleurs de lis que l'on a fait tremper dans de l'eau-de-vie pendant 6 à 8 heures.

Pour guérir d'un cor ou de toute autre callosité, faire cuire sous la cendre un oignon de lis et l'y appliquer. On peut aussi l'employer de même pour les panaris, les furoncles, etc.

Liseron des haies.

C'est un purgatif très léger que l'on peut tirer de toutes les parties de cette plante. Il faut faire bouillir 8 à 10 grammes de racines ou de feuilles de liseron dans un demi-litre d'eau, laisser refroidir et boire un verre à jeun.

Le liseron des champs a les mêmes propriétés que celui des haies, mais moins accentuées.

Marrube.

Il y a beaucoup de ressemblance entre le marrube et la grande ortie.

Le marrube fortifie l'estomac, active la sécrétion des urines et la transpiration, et excite le système nerveux. Pour un litre d'eau 30 grammes feuilles et fleurs. N'en faire qu'un usage modéré car il fait beaucoup maigrir.

Mauve.

La grande mauve et la petite mauve étant des émollients, trouvent leur usage partout où il y a de l'inflammation.

Les fleurs sont très bonnes dans toutes les maladies des voies repiratoires.

Les feuilles s'emploient en cataplasmes, en lavements et fomentations.

Les racines doivent être fraîches quand on les emploie.

Les fleurs de mauve arrêtent les vomissements de sang, ne pas en abuser, elles feraient du mal à l'estomac.

Mélilot.

Pour guérir l'inflammation des yeux, 30 grammes de feuilles et fleurs de mélilot, infusées dans l'eau bouillante, donnent d'excellents résultats.

Mélisse.

Une infusion de 25 grammes de feuilles et fleurs de mélisse dans un litre d'eau guérissent les langueurs, les débilités de l'estomac, les spasmes, les convulsions, les mauvaises digestions, etc.

Menthe poivrée.

La menthe prise en infusion (10 grammes par litre d'eau) agit merveilleusement contre les mauvaises digestions, les catarrhes des muqueuses, et empêche la formation des expectorations. Contre les vomissements nerveux et les tremblements, elle est aussi employée avec succès.

Mercuriale.

Quand on l'applique sur la tête des enfants, elle fait tomber les croûtes qui s'y sont formées pendant la période de l'allaitement.

Comme purgatif : 25 à 30 grammes dans un litre d'eau, à employer fraîche.

Mille-feuille.

Une infusion de toute la plante, 30 grammes par litre d'eau, calme les hémorroïdes et les maladies nerveuses.

Millepertuis.

C'est une des plantes les plus précieuses qu'il soit possible d'employer. Un grand verre d'infusion de millepertuis (30 gr. par litre) pris avant le repas, débarrasse l'estomac de toutes les impuretés, facilite la digestion, supprime les aigreurs, renvois, etc.

Les fleurs de millepertuis, macérées dans l'alcool et appliquées sur les plaies, écorchures et contusions, calment les douleurs et activent la guérison.

Moutarde.

Les graines de farine de moutarde (moutarde noire ou blanche) servent surtout à faire des sinapismes, des bains de pied, etc.

Un sinapisme ou un emplâtre de farine de moutarde ne doit être gardé que 30 à 40 minutes.

Navet, rave.

Légumes rafraîchissants et émollients. En potage avec du lait guérissent les personnes atteintes de maladies de poitrine et d'inflammations d'intestin.

Noyer.

C'est un des arbres les plus utiles à la santé de l'homme.

30 grammes de feuilles de noyer en infusion et prises à raison de 3 verres par jour à jeun, guérissent les scrofules.

« Le brou » ou écorce de noix fraîche préparé dans l'alcool constitue une exquise liqueur stomachique.

Un bain préparé en décoction de feuilles de noyer est un remède merveilleux pour les personnes nerveuses.

Oignon.

Dans l'hydropisie, les rétentions d'urine, les maladies des voies repiratoires, l'oignon est une nourriture et un remède qu'on ne saurait trop recommander, mais il faut qu'il soit cuit.

Rôti sous la cendre, il s'applique avec succès sur les panaris, les furoncles, etc.

Oranger.

Une infusion de fleurs d'oranger, calme les nerfs, les spasmes, les agitations. Elle facilite les digestions et diminue les gonflements du ventre.

Les feuilles prises en infusion, ont à peu prés les mêmes propriétés.

L'écorce des oranges sert à fabriquer des boissons toniques.

Une orange au dessert rafraîchit l'estomac.

Orge.

La tisane préparée avec l'orge en décoction est extrêmement rafraîchissante; si on la fait bouillir un peu de temps, elle devient nourrissante.

Ortie dioïque

Longtemps on employa l'ortie en urtication, c'est-à-dire en frappant la partie du corps d'un malade avec une poignée d'orties, afin d'y amener une éruption, et cela réussissait, paraît-il, dans le choléra, la paralysie, certaines fièvres, etc.

Maintenant c'est surtout à l'intérieur sous forme de suc, de tisane ou de sirop qu'on l'ordonne. C'est un astringent bon dans les saignements de nez et les pertes utérines.

Ortie blanche.

L'ortie blanche, celle qui ne pique pas, s'emploie

couramment contre les flueurs blanches et les diarrhées. Elle doit être récoltée au moment de sa floraison. Dans certaines contrées on en fait une soupe délicieuse préparée au beurre ou à la crème.

Oseille.

L'oseille préparée en bouillon aide les purgatifs, sa racine est dépurative. Pendant les épidémies de croup, les enfants qui mâchent de l'oseille sont préservés.

Pariétaire officinale.

Elle peut rendre de grands services dans les maladies des voies urinaires, 30 grammes plantes et feuilles pour un litre, boire à jeun.

Pavot.

C'est de la tige du pavot qu'on retire l'opium qui, pris par petites doses est un calmant.

De ses graines, on fait l'huile d'œillette.

Une tête de pavot bouillie dans un demi-litre deau calme les nerfs, mais il faut en user rarement.

Pensée sauvage.

Un des meilleurs dépuratifs quand il s'agit des maladies de la peau : dartres, eczémas et croûtes de lait des enfants, 60 grammes pour les adultes (employer toute la plante), 2 grammes par demi-litre d'eau ou de lait pour les enfants.

Au bout de 10 jours la guérison est complète, on le reconnaît à ce que l'urine prend alors l'odeur de celle des chats.

Persil.

Le persil est un excellent remède pour les contusions ; lavez trois fois par jour la partie malade avec de l'eau-de-vie camphrée, puis mettez dessus un cataplasme de persil cuit dans du vin, et chauffé dans ce même vin où il a cuit; en peu de jours, c'est la guérison.

Le persil broyé dans le creux de la main avec un peu de sel et introduit dans l'oreille soulage les maux de dents.

Pin et sapin.

Les pins et les sapins fournissent de précieux médicaments à la médecine : la térébentine, la poix de

Bourgogne, le goudron. Mais ici nous parlerons surtout des bourgeons de sapin qui font énormément de bien dans toutes les maladies des voies respiratoires. Une infusion de 15 grammes par litre d'eau a raison des toux, des rhumes et des bronchites.

Pissenlit.

Cette excellente salade, très rafraîchissante, est aussi employée en décoction (60 grammes pour 1 litre d'eau) pour ses qualités diurétiques, apéritives et dépuratives.

Plantain.

On peut employer le grand, le moyen et le petit plantain indifféramment, puisque tous trois possèdent des qualités analogues. En décoction (50 grammes par litre d'eau) il est utile dans la diarrhée et la dysenterie.

Son suc (50 grammes, 3 fois par jour) est bon dans les crachements de sang et les flueurs blanches.

Ses feuilles appliquées sur les plaies et les coupures en activent la guérison.

Poireau.

C'est un aliment sain, diurétique et digestif, mais peu nourrissant.

Pour les panaris, les tumeurs, les abcès, on en fait un onguent très simple et très actif : Le blanc d'un gros poireau est enveloppé dans du papier mouillé et cuit sous la cendre, puis on l'écrase et on le mélange avec un peu de graisse. Renouveler toutes les 6 heures jusqu'à suppuration complète. La guérison est prompte.

Pomme de terre.

La pomme de terre n'est pas qu'une denrée alimentaire. En médecine on l'emploie sous forme de fécule pour faire des potages légers et digestifs.

Quelques rondelles de pomme de terre mangées crues arrêtent les premiers symptômes du scorbut.

Rapées et appliquées sur les brûlures légères, elles les calment rapidement.

Pommier.

Les pommes possèdent de hautes qualités rafraîchissantes, émollientes et laxatives.

Contre l'inflammation du poumon ou des intestins la tisane de pommes reinettes est tout indiquée. On en fait bouillir deux ou trois coupées en quatre, dans un litre d'eau. On peut ajouter un peu de réglisse.

L'écorce du pommier en décoction (80 grammes par litre d'eau) peut remplacer contre les fièvres, le sulfate de quinine. La pomme est excellente pour le cerveau parce qu'elle contient de l'acide phosphorique. Elle procure un bon sommeil et prévient les maux de gorge.

Pulmonaire.

Cette plante peut rendre des services dans les maladies de poitrine et les crachements de sang, elle est pectorale, émolliente, adoucissante, 30 à 35 grammes par litre d'eau.

Raifort sauvage.

Ce sont les racines du raifort sauvage, fraîches et en infusions, que l'on emploie en médecine (30 grammes par litre). C'est un antiscorbutique et un stimulant. On s'en sert dans les scrofules et les catarrhes, il est très diurétique. La poudre et la racine de raifort s'emploient comme la moutarde qu'elles remplacent avantageusement.

Raifort cultivé.

On le mange avant les repas comme apéritif, il est comme tous les radis un puissant antiscorbutique.

Réglisse.

Les propriétés pectorales, adoucissantes, diurétiques et calmantes de la réglisse font que son emploi est des plus répandus. Mélangée à l'orge et au chiendent, elle fait une tisane que l'on peut donner sans crainte à tous les malades.

Reine des prés.

Sa principale qualité est d'être diurétique, prise en décoction (30 grammes par litre) elle guérit l'hydropisie. On emploie la plante entière. Elle est aussi tonique et astringente.

Rhubarbe.

Deux à trois grammes de poudre de rhubarbe (poudre de racines) mélangée avec un peu de miel, donnent un purgatif très doux et ne fatiguant pas les intestins.

Elle est aussi très utile dans les maladies de foie et employée comme vermifuge.

Romarin officinal.

Le romarin est un excitant. On l'emploie dans l'asthme, les catarrhes, les vomissements nerveux, infusion 15 grammes par litre.

Pour les entorses et les gonflements des jointures, il faut faire cuire les feuilles de romarin dans du vin, les appliquer comme un emplâtre que l'on renouvelle toutes les 3 heures environ.

Rosiers.

Les boutons de roses sont fortifiants et astringents. 15 grammes par litre d'eau en infusion soulagent les écoulements, les flueurs blanches et les diarrhées chroniques.

Rue fétide.

Ne doit s'employer que pour l'usage externe. Pour détruire les poux et la vermine, 40 grammes par litre d'eau.

Ses feuilles semées dans un grenier font fuir les rats.

Sabine.

La sabine ne doit aussi être employée que pour l'usage externe, en lotions contre la gale et les affections vermineuses.

Salsepareille.

Cette plante qui nous vient du Brésil se trouve surtout dans le midi de la France. On prépare sa racine en décoction (70 grammes par litre d'eau et faire réduire à moitié). Contre les vices du sang, c'est un des meilleurs dépuratifs.

Saponaire officinale.

Cette plante a les plus grandes qualités pour guérir

la jaunisse : il faut faire infuser 10 minutes, 60 gr. de toute la plante dans un litre d'eau, en boire un litre par jour, boire aussi un litre de limonade.

En 6 à 8 jours on est guéri.

Sauge officinale.

La sauge jouit des mêmes propriétés que la menthe : elle excite la chaleur de l'estomac, facilite la digestion, fait circuler le sang plus vite. Elle est très bonne prise en guise de thé après le repas (40 grammes par litre).

En décoction (100 grammes par litre) on s'en sert pour l'usage externe, et elle guérit les maladies de peau : eczémas, dartres, démangeaisons, teignes, pelades, etc.

Ajoutons pour les gourmets, qu'infusée dans du vin blanc elle lui donne le goût du muscat, mais le rend plus énivrant.

Semen-contra.

Ce vermifuge, très employé pour les enfants ; nous vient de la Perse et du Turkestan. La santonine est un de ses dérivés.

Seneçon vulgaire.

Il n'y a pas que les petits oiseaux qui doivent prendre du senneçon, il peut être aussi employé avec succès pour guérir les fièvres.

Serpolet.

Le serpolet mis dans les bains est très efficace dans les cas de maladies de peau et pour l'épuisement du sang.

La poudre de serpolet dans le nez arrête les hémorragies nasales.

En infusion (15 grammes par litre), il est dépuratif, et fait disparaître les gaz du ventre.

Sureau.

Les fleurs de sureau sont surtout sudorifiques. Quand elles sont fraîches, elles sont légèrement purgatives.

10 grammes par litre d'eau provoquent des sueurs abondantes.

Tanaisie.

Ses semences, ses fleurs, ses feuilles ont des qualités toniques et stimulantes. Infusion de 25 grammes par litre d'eau.

Elle possède la particularité de faire fuir les puces et les punaises. On en met dans les niches des chiens pour les délivrer de leurs parasites.

Les feuilles de tanaisie agissent comme vermifuge quand on les applique sur le ventre après les avoir fait cuire dans de l'eau, du vin ou de la bière.

Thym.

On peut employer le thym dans les mêmes cas et de la même manière que l'on emploie le serpolet et la lavande.

Valériane.

La valériane est très employée dans l'épilepsie, les spasmes de l'estomac et les convulsions des enfants.

C'est la racine en poudre qu'on mélange avec un peu de miel (2 à 5 grammes de cette poudre).

On sait que la valériane a la particularité d'attirer les chats.

Velar.

Les feuilles du velar sont stimulantes et expectorantes, elles guérissent les extinctions de voix et l'enrouement qui proviennent de la fatigue du larynx. On ne saurait trop la recommander aux chanteurs, aux orateurs, et à tous ceux qui sont obligés de parler beaucoup.

Infusion, 60 grammes par litre d'eau, ajouter du miel au lieu de sucre.

Verveine.

La verveine fraîche et pilée avec du vinaigre ou sèche et cuite avec du vinaigre, facilite par son application la guérison des points de côté et des entorses.

En infusion légère, elle est aromatique et astringente.

Vigne.

Les cendres du cep sont diurétiques, et l'on obtient un très bon remède contre les hémorrhagies rebelles avec les feuilles de vigne séchées à l'ombre et réduites en poudre. Des jeunes sarments s'écoule un suc qui guérit l'inflammation des yeux. Enfin, le raisin est un excellent pectoral.

Violette.

La racine de violette est vomitive et peut remplacer l'ipéca.

Les fleurs de violette en infusion sont bonnes pour la poitrine ; elles sont béchiques, émollientes et légèrement laxatives.

Vipérine.

La vipérine possède à peu près les mêmes qualités que la bourrache, mais à moins fortes doses.

Elle est diurétique et adoucissante, prise en infusion. 40 grammes pour un litre d'eau.

TABLE DES MATIÈRES

Étampes. — Imp. "La Semeuse".

N°

DÉJA PARU DANS LA MÊME COLLECTION

1 Modèles de lettres d'affection et d'amour.
2. Le bon conseiller des amoureux.
3. Tours d'escamotage faciles à faire.
4. Toutes sortes de jeux de sociétés très amusants.
5. Pour faire des tours de physique amusants.
6. Comment faire les tours de cartes.
. Pour savoir lire dans les lignes de la main.
8. Le jardin des amoureux ou le langage des fleurs.
9. Ce qui porte bonheur ! Ce qui porte malheur !
10. J'explique tous les rêves.
11. 237 Bons mots et calembours.
12. 200 Devinettes des plus amusant s.
13. Le marc de café, tous ses secrets dévoilés.
14. Pour savoir tirer les cartes.
15. Les mystères de l'écriture dévoilés.
16. 179 Charades divertissantes.
17. Monologues amusants à dire en société.
18. Monologues dramatiques à dire en société.
19. 100 modèles de discours et compliments.
20. Monologues humoristiques à dire en société.
21. Toutes sortes de jeux pour amuser les enfants.
22. 99 Recettes pour préparer les œufs, simples, faciles.
23. Comment servir les restes d'un repas.
24. Le petit livre de cuisine n° 1 (30 plats de viande, 10 plats de poisson, 30 plats de légumes, 30 plats sucrés). Recettes simples et faciles à faire. Faire de la bonne cuisine avec peu d'argent.
25. Comment on doit se conduire en société.
26. Entre amoureux. Nouveaux modèles de lettres.
27. Les moyens infaillibles pour toujours se faire aimer, ce que les amoureux doivent savoir, ce que les amoureux doivent faire.
28. La signification de tous les prénoms.
29. Comment évoquer les esprits.
30. Nouveau choix de 100 devinettes amusantes.
31. Pour bien jouer et gagner aux cartes.
32. L'oracle des Amoureux. Tous les moyens de savoir si l'on est aimé !
33. Historiettes pour lire et raconter aux enfants. Ils en raffolent !
34. Nouveaux monologues d'une gaîté irrésistible !
35. Le gai conteur d'anecdotes.
36. Une heure de fou-rire. 100 Blagues à raconter en société.
37. Nouveaux monologues très dramatiques.
38. Nouvelles lettres de tendresse et d'amour. Comment on les écrit.
39. Pour donner une réponse drôle à tout.
40. Les plus jolis vers d'amour et devises qui charment les amoureux.
41. Correspondance secrète entre les amoureux.
42. Ce que disent les étoiles aux amoureux.
43. Historiettes glorieuses pour les enfants.
44. Petites histoires de bravoure à raconter aux enfants.
45. Comment conjurer les mauvais sorts.
46. Les bons et les mauvais présages, par ce que l'on voit, ce que l'on entend.
47. Chansons de guerre de nos petits.
48. Jolies chansons patriotiques.
49. L'oracle moderne.
50. Monologues patriotiques.
51. Monologues héroïques à dire en société.
52. 150 Remèdes par les plantes.
53. Les phrases et les mots historiques.
54. Les plus belles anecdotes bien françaises.
55. Comment utiliser les choses inutiles.
56. Comment lire dans la pensée de ses semblables.
57. Comment préparer de bons desserts à bon marché.
58. Les moyens d'économiser de l'argent en toutes choses.
59. Pour préparer d'excellents plats de poisson pas chers.
60. Les rêves de ceux qui aiment expliqués.

www.ingramcontent.com/pod-product-compliance
Ingram Content Group UK Ltd.
Pitfield, Milton Keynes, MK11 3LW, UK
UKHW012259240726
13966UKWH00004B/1498